DE LA

NÉVRITE PÉRIPHÉRIQUE

CHEZ LES

TABÉTIQUES VRAIS

DE LA

NÉVRITE PÉRIPHÉRIQUE

CHEZ LES

TABÉTIQUES VRAIS

PAR

LE DR L. SARDA

Ancien Interne en médecine, à l'Asile de Bron.

LYON

TYPOGRAPHIE ET LITHOGRAPHIE J. GALLET

2, rue de la Poulaillerie, 2.

1886

NÉVRITE PÉRIPHÉRIQUE

TABÉTIQUES VRAIS

INTRODUCTION

S'il est important de connaître la lésion fondamentale d'une affection quelconque, il n'est souvent pas dénué d'intérêt d'en rechercher aussi les lésions secondaires. On trouve là, souvent, l'explication d'une foule de symptômes et des indications thérapeutiques sérieuses.

Dans le tabes vrai, parmi les lésions secondaires, la névrite périphérique des nerfs de la sensibilité générale est, au même titre que les lésions cérébrales de cette affection, intéressante à étudier.

L'idée de ce travail nous a été suggérée par notre chef de service, M. le professeur Pierret. Nous reconnaissons avec plaisir que, sans ses conseils et son secours, nous aurions eu beaucoup de peine à mener à bien ce modeste travail.

Nous sommes heureux de lui en exprimer toute notre reconnaissance.

CHAPITRE PREMIER

Historique.

L'existence de lésions fréquentes des nerfs cutanés dans l'ataxie locomotrice n'est connue que depuis quelques années.

Dans plusieurs autopsies soigneusement faites, on avait bien signalé des altérations non douteuses des *troncs* nerveux périphériques, mais jamais l'expansion nerveuse terminale n'avait été étudiée.

Steinthal, en 1844, Bourdon, en 1861 et Marotte, en 1862, avaient montré que le tronc de l'oculo-moteur commun, celui du moteur externe et quelques branches du *jumeau* étaient atrophiés.

Friedreich, en 1863, dans un mémoire bien connu, rapporte l'histoire d'un ataxique dont le nerf sciatique étaitamaigri et atrophié sans dégénérescence graisseuse. Mais dans ces observations, les nerfs examinés étaient ou des nerfs moteurs purs ou des nerfs mixtes.

Westphall, en 1878, dans un cas de *sclérose combinée* des cordons postérieurs et latéraux, avait trouvé une atrophie des nerfs ischiatique, tibial et cutané postérieur.

Cette observation de Westphall est sans doute intéressante et, c'est en se fondant sur elle, qu'on a voulu
récemment attribuer à l'auteur allemand la priorité de
la découverte de la névrite périphérique chez les ataxiques. Nous ne croyons pouvoir mieux réfuter cette erreur
historique qu'en laissant la parole à Westphall lui-même
et en rapportant son observation.

Après avoir raconté l'histoire clinique d'un malade
atteint de contractures multiples, d'atrophies musculaire et d'arthropathies, Westphall pria le docteur Trüt-
schel (de Russie) de vouloir bien faire l'examen histologique des nerfs en question. Ce dernier lui remit la note
suivante que nous reproduisons textuellement :

« Ces nerfs, préalablement durcis dans le bichromate
« de potasse, ne paraissant pas suffisamment durs pour
« faire des coupes minces, je les mis dans une solution
« de gomme, puis dans l'alcool.

« Les coupes des nerfs ischiatique et tibial colorés par
« le carmin, laissent reconnaître que le nombre des
« *fibres nerveuses épaisses* est moins grand que sur un
« nerf sain. En certains points, des fibres atrophiées se
« montrent seules entourées de tissu conjonctif, mais le
« rapport entre le nombre des fibres épaisses et des
« fibres minces d'un nerf normal étant mal connu, on
« ne peut tirer de ce qui précède aucune conclusion
« absolue.

« Tout autre est l'aspect offert par le nerf de la peau,
« le cutané postérieur.

« Pour mieux établir l'état des lésions de ce nerf, j'ai
« fait durcir un nerf sain et j'ai comparé les coupes des
« deux nerfs.

« Sur une coupe du nerf normal, les tubes nerveux
« forment une mosaïque régulière. Les cylindres d'axe
« sont régulièrement entourés par une gaîne de myéline
« et le nombre des fibres étroites est très petit. A peine
« voit-on du tissu interstitiel.

« Tout autre est l'aspect du nerf malade. Le nombre
« des tubes larges est très diminué ; ils sont disposés
« sans ordre et entre eux se voient un grand nombre
« de fibres fines nerveuses, dans la plupart desquelles
« le cylindre d'axe est à peine entouré d'un peu de
« myéline ou en est même dépourvu.

« En beaucoup d'endroits se montrent des fibres de
« tissu conjonctif. Par dissociation, on trouve à côté de
« fibres nerveuses normales un grand nombre de fibres
« minces atrophiées et beaucoup de tissu conjonctif.
« De là, on conclut qu'un petit nombre de tubes nerveux
« est normal. La majorité est plus ou moins atrophiée et
« souvent les éléments nerveux sont écrasés par le tissu
« conjonctif. »

Westphall n'a pas examiné les expansions terminales
des nerfs de la sensibilité générale. Dans le cas cité,
il ne s'agissait pas d'un ataxique véritable. Cet examen,
l'auteur allemand le faisait pour chercher la cause des
arthropathies qu'avait présentées son malade. Ces faisceaux nerveux étaient plutôt atteints de périnévrite scléreuse que de névrite parenchymateuse. En tous cas, il
eut été difficile de constater cette dernière lésion avec
une technique aussi imparfaite et sur des nerfs conservés depuis un certain temps. (1)

(1) Dès 1870, dans un cas rapporté par M. Ball et publié dans le
Progrès Médical, M. le Dr Pierret décrivait les altérations des nerfs articuculaires, chez un ataxique atteint d'arthropathie du genou.
Les faisceaux nerveux avaient présenté tous les signes de la périnévrite
scléreuse,

Ces observations avaient passé à peu près inaperçues. On leur objectait d'ailleurs les résultats négatifs obtenus par Türck, Charcot et Vulpian.

Ce n'est qu'en 1880 que l'existence d'une névrite parenchymateuse des nerfs cutanés dans l'ataxie devait être, pour la première fois, on peut dire, affirmée et prouvée par M. le Dr Pierret.

C'est en raison de l'existence bien connue des lésions périphériques du nerf optique que M. Pierret avait été amené à soupçonner la possibilité d'altérations du même ordre dans le domaine des nerfs de la sensibilité générale.

Pourquoi en effet, la rétine se comporterait-elle autrement que les organes nés comme elle du feuillet externe du blastoderme ?

Le nerf optique, dans son expansion périphérique, chez les tabétiques vrais, présente des lésions profondes ; le chiasma et la bandelette restent sains, tandis que les tubercules quadrijumeaux et leur voisinage sont lésés. Il pouvait en être de même pour les nerfs de la sensibilité générale.

C'est dans ses leçons à la Faculté de Médecine de Lyon que M. Pierret montra pour la première fois la névrite parenchymateuse des nerfs cutanés chez des tabétiques vrais.

Dans la thèse de M. le Dr Albert Robin (1880), M. Pierret développe cette idée en l'appuyant sur des faits cliniques et des recherches anatomiques précises.

La même année, une communication sur ce sujet était encore faite au Congrès de Londres par le même auteur, qui présenta des pièces à l'appui.

La note que M. Pierret communiqua à M. Albert

Robin, à l'occasion de sa thèse, a une importance telle que nous croyons devoir la reproduire en entier.

(Thèse d'Agrégation du Dr Robin. — Des troubles oculaires dans les maladies de l'Encéphale. — Concours 1880.)

Des études cliniques et anatomiques inaugurées dès 1869 dans le service de notre savant maître, M. le professeur Charcot, et poursuivies depuis lors, nous ont amené à considérer le tabes dorsalis, comme représentant dans ses modalités si variées en apparence, une inflammation chronique d'un seul système anatomique, le système sensitif.

Nous avons fait voir que cette sclérose véritablement systématique offre dès son début une localisation centrale, qui toujours siège dans les régions spinales, bulbaires, protubérantielles qui représentent les zônes radiculaires postérieures ou zônes sensitives.

Mais bien que large et synthétique cette vue d'ensemble ne donne pas une idée juste de la grande myélite.

Il est un phénomène dès longtemps connu, d'une haute valeur diagnostique et dont jusqu'alors on n'a pas su tirer parti pour pénétrer aussi avant que possible dans l'étude de l'inflammation des zônes sensitives, c'est l'atrophie du nerf optique.

De nos études ajoutées à celles de nos maîtres, il résulte que toujours on rencontre dans une portion de l'axe médullaire un point de sclérose plus ou moins étendu, si pendant la vie on a pu observer des phénomènes sensitifs dans le domaine des racines postérieures spinales ou de leurs analogues bulbaires ou protubérantielles.

Il résulte de ce fait qu'à un point superficiel toute zône

cutanée où se sont présentées des manifestations patho-
logiques, telles que les douleurs fulgurantes, l'anesthésie ou l'hyperesthésie, doit être en rapport avec des
nerfs dont la portion spinale est entourée d'une zône de
myélite.

Pour le nerf optique qui peut être considéré comme
une racine postérieure, on sait deux choses :

La première est qu'un niveau des tubercules quadrijumeaux antérieurs ou postérieurs, on rencontre quelque
fois, et pour nous, plus souvent qu'on ne pense, de véritables scléroses, qui se trouvent ainsi faire encore partie
de la localisation centrale caractéristique du tabes.

Mais il est un second point de la question qui n'a pas
été suffisamment étudié.

On sait, et nous en avons fait souvent la recherche,
que dans le cours de la sclérose sensitive, le nerf optique, véritable centre périphérique, s'altère de dehors
en dedans, c'est-à-dire de la périphérie vers le centre.

Dans les cas les plus marqués, alors que la perte de la
vue est aussi complète et ancienne que possible, on peut
suivre cette atrophie un peu au-delà du chiasma, jamais
plus loin. Cependant on peut, dans ces mêmes cas
observer une lésion scléreuse aux environs des tubercules quadrijumeaux. Pour la bandelette, elle est géné-
ralement très peu altérée.

Ainsi, pour s'en tenir au fait brut, le nerf optique,
nerf sensitif par excellence, se voit dans le cours du
tabes atteint en deux points, dans son expansion terminale, rétine et papille et dans ses origines centrales,
tubercules quadrijumeaux et régions avoisinantes.

Etait-il possible d'admettre que le nerf optique faisait

exception et se dérobait aux règles qui régissent la dégénérescence inflammatoire de ses congénères, les nerfs de la sensibilité générale ? Le raisonnement nous pousserait à croire qu'il n'y avait là qu'une contradiction apparente, et les recherches anatomo-pathologiques nous ont fait voir que les nerfs de sensibilité générale, plus modestes si l'on veut, se comportent néanmoins comme le nerf optique.

Si l'on examine avec soin les expansions terminales des nerfs qui se rendent à ces zônes cutanées où se montrent chez les ataxiques les douleurs fulgurantes, les anesthésies, les hypéresthésies ou ces éruptions pemphigoïdes que l'on observe si souvent, on y rencontre une névrite parfaitemement comparable à la névrite optique.

Il est probable, bien que nous ne l'ayons pas encore vérifié, que cette inflammation se traduit aussi en raison des corpuscules spéciaux que l'on rencontre dans la peau.

Toutefois, et comme pour compléter l'analogie, les altérations deviennent moins nettes à mesure que l'on s'éloigne de la périphérie : bientôt elles disparaissent tout à fait, mais pour se retrouver dans les dépendances centrales des nerfs sensitifs.

On doit donc, dans le tabes, tenir compte de deux foyers d'irritation, l'un périphérique, l'autre central, nous voulons dire situé dans la moëlle, le bulbe ou la moëlle allongée.

Toutefois, si les choses se bornent là d'ordinaire, il nous paraît, qu'en certains cas, les circonvolutions elles-mêmes peuvent devenir le siège d'altérations.

Une fois déjà, chez un ataxique atteint de quelques manifestations psychiques morbides, nous avons trouvé dans les circonvolutions occipitales de véritables îlots de sclérose. Peut-être ne devons-nous voir là qu'une coïncidence.

Pourtant, nous sommes portés à penser que, chez les malades, tels que ceux que nous observons à l'asile de Bron, et chez lesquels, outre les symptômes propres du tabes, on voit se développer des hallucinations variées et un véritable délire de persécution, nous pensons que chez ces malades, les circonvolutions seront peut-être trouvées dans le même état que chez l'unique tabétique que nous venons de citer. L'examen démontrera le plus ou moins de fondement de cette hypothèse qui contribue-rait à faire bien connaître les altérations périphériques et cérébrales de la maladie si mal désignée sous le nom d'ataxie locomotrice.

A côté de la lésion médullaire, des zones radiculaires postérieures, lésion fondamentale, vient se placer la névrite parenchymateuse des nerfs cutanés : cette der-nière peut-elle être la seule altération appréciable dans certains cas de tabes ?

Nous croyons qu'il serait imprudent de l'affirmer ; car à quels signes reconnaîtra-t-on que le sujet, dont les nerfs périphériques sont altérés, serait devenu tabéti-que, un jour ?

Quoique très fréquente, cette névrite parenchymateuse périphérique peut manquer chez certains tabétiques. Elle constitue une sorte de second centre pour les liai-sons du tabes. Serait-il imprudent d'indiquer l'existence d'un troisième situé dans le cerveau ? M. Pierret semble l'admettre sans vouloir l'affirmer, laissant à l'avenir le soin de démontrer la vérité de son induction.

C'est seulement au commencement de l'année 1882 que M. le Dr Déjerine faisait paraître sur cette question deux mémoires importants.

Le premier contient l'observation de deux malades qui, dans le cours d'une ataxie ancienne, avaient présenté des plaques d'anesthésie sur les membres inférieurs. A l'autopsie, les nerfs correspondant à ces plaques furent trouvés profondément altérés : les tubes nerveux avaient diminué de volume et de nombre ; à la place étaient des gaînes vides, la myéline et le cylindre d'axe ayant disparu.

Pour M. Déjerine, il y avait un lien de causalité entre les troubles de la sensibilité et l'altération des nerfs cutanés.

Les racines postérieures, *supposées* correspondantes, examinées au-dessous des ganglions, entre le dernier et la coalescence avec les racines antérieures étaient parfaitement saines ; et, de là, M. Déjerine aussi concluait à la nature périphérique de cette névrite.

A son avis, ce dernier fait n'avait pu être prouvé que par l'examen des ganglions spinaux, centres trophiques des nerfs sensitifs. Mais cette action trophique est-elle absolument prouvée ?

La physiologie n'a pas dit encore son dernier mot. De plus, il est bien difficile, impossible même pour certains anatomistes distingués, de savoir exactement à quel ganglion spinal et à quelle racine postérieure correspondent les plexus sensitifs d'une région cutanée quelconque.

Il nous semble pourtant que la note de M. Pierret est

bien catégorique. S'il a avancé le fait de l'existence d'une névrite périphérique, c'est qu'il l'avait vue dans maints examens microscopiques. Si, pour lui, cette névrite était périphérique, c'est que les troncs nerveux correspondants étaient sains, tandis que l'extrémité cutanée était malade ; c'est que cette inflammation parenchymateuse allait en diminuant de la périphérie au centre ; c'est que, à un moment donné, elle cessait complètement pour se retrouver dans les cordons postérieurs de la moëlle.

Dans un second mémoire, M. Déjerine étudie deux cas d'ataxie (?), ayant évolué rapidement et dans lesquels on ne trouva pas de lésions médullaires : tout se bornait à une névrite avancée des nerfs de la sensibilité générale. Le névro-tabes périphérique de M. Déjerine était créé. Il pouvait même être, pendant la vie, distingué du tabes avec lésion médullaire.

Nous nous arrêterons d'autant moins sur ce second mémoire que les névrites disséminées, trouvées chez ces deux malades, alcooliques avérés, ne rentrent pas dans notre cadre mais dans celui des lésions produites par l'alcoolisme.

Quelques jours après (mars 1882) le premier mémoire de M. Déjerine, M. Pitres (de Bordeaux) présentait à la Société d'anatomie et de physiologie de cette ville une observation d'ataxie compliquée d'arthropathie du genou gauche avec œdème de la peau environnante. Les nerfs du membre inférieur gauche étaient le siège d'altérations non douteuses, tandis que ceux du membre inférieur droit étaient normaux.

Un peu plus tard, le même auteur publiait avec Vaillard un cas à peu près analogue. L'altération nerveuse avait été pour eux la cause des troubles trophiques observés.

En 1884, M. Sakaky et plus récemment encore M. Oppenheim et M. Francotte ont publié un certain nombre de cas de névrites périphériques chez des ataxiques vrais.

Récemment encore MM. Pitres (de Bordeaux) et Vaillard ont fait paraître sur ce sujet un intéressant mémoire. Nous ne saurions pourtant approuver toutes leurs conclusions.

A leur encontre, nous croyons que la névrite périphérique des nerfs de la sensibilité générale joue un grand rôle dans la production des douleurs fulgurantes, et surtout de l'incoordination motrice.

CHAPITRE II

Observations

Que la névrite périphérique des nerfs de la sensibilité générale soit fréquente chez les ataxiques vrais, la chose n'est mise en doute par personne.

Les observations qu'on en a fournies sont nombreuses et tellement probantes que nous pourrions nous dispenser d'en fournir nous-mêmes.

Si nous avons cru devoir en rapporter deux, c'est parce que nous voulons faire ressortir un fait nouveau et intéressant.

A côté des tubes nerveux atteints de névrite parenchymateuse, on en voit d'autres qui sont en voie de régénération.

On voit de suite l'importance de ce fait : Cette névrite superficielle est guérissable. Là, nous trouverons peut-être aussi la cause de remissions plus ou moins longues observées dans le courant de certains traitements empiriques.

OBSERVATION I.

Cette observation a été communiquée à M. le Dr Piorret, par M. le Dr Clément.

Ataxie confirmée, douleurs fulgurantes, plaques d'anesthésie disséminées au début et devenues confluentes. — Ligne de Bomberg. — Incoordination motrice. — Paralysie des sphincters.

Madame L. E. est âgée de 46 ans. Elle était blanchisseuse.

Son père était rhumatisant. Elle-même, vers l'âge de 12 ans, eut à souffrir d'une attaque de rhumatisme aigu. Dans la suite, sa santé fut parfaite. Mariée, elle devint mère d'un enfant bien portant. Pas de fausses couches.

Cette malade n'a jamais eu le moindre accident syphilitique.

Pourtant, il y a huit ans environ, la malade éprouve dans le bras gauche une sensation ressemblant à celle que lui aurait procurée un filet d'eau coulant le long de ce bras. Successivement, cette sensation a parcouru tous ses membres. Elle n'en fut pas autrement incommodée.

Dans l'intervalle, la ménopause s'est établie sans accidents.

Plus tard, cette malade éprouve, en différents points, des douleurs transitoires et très vives. C'est vers la même époque qu'elle remarqua une douleur plus persistante autour de la ceinture ; la démarche aussi aurait été moins certaine et moins sûre.

A ce moment, ces symptômes avaient acquis une certaine intensité, puisque la malade crut devoir faire un séjour de huit mois à l'hôpital. On lui fit des pointes de feu le long du rachis ; on lui donna du bromure de potassium et des toniques. Il se fit une légère amélioration qui fut d'assez courte durée.

Revenue bientôt, à la date du 5 juin, on constata l'aggravation de son premier état.

La malade éprouve de vives douleurs, à caractère fulgurant, le long des jambes. Les douleurs se font sentir aussi, mais plus rarement dans les bras et un peu dans la tête. Au niveau du mamelon gauche est un point très douloureux, à type térébrant. Les douleurs en ceinture sont persistantes et sans remission.

En faisant l'examen de la sensibilité, on constatait les phénomènes suivants :

La sensibilité générale est partont diminuée, en certains points des membres inférieurs elle est *complètement* abolie. La sensibilité au froid et à la chaleur est exagérée.

Du côté de la motilité, on constate que la force musculaire est à peu près conservée. La marche pourtant est difficile. La malade lance la jambe avec force mais irrégulièrement ; le talon frappe le sol. Les yeux fermés, elle ne peut tenir debout; couchée, elle ne peut mettre le pied gauche sur le droit et réciproquement. Quand elle marche, il lui semble qu'elle marche sur un tissu de soie.

L'incoordination n'est pas bornée aux membres inférieurs ; le doigt ne peut atteindre directement soit le bout du nez, soit l'oreille.

Par intermittences, mais assez fréquemment, la malade a de l'incontinence d'urine et quelquefois des matières fécales.

Si l'on recherche le reflexe rotulien, on le trouve complètement aboli. Le reflexe plantaire, lui, se produit encore mais avec un retard de 3 à 4 secondes. On n'observe aucune trémulation épileptoïde.

La vue est normale. La malade prétend avoir eu au début un peu de diplopie.

La malade n'a pas eu de crises gastriques. Pourtant elle a peu d'appétit.

On ne constate aucun signe appréciable d'atrophie.

Le cœur, malgré les antécédents rhumatismaux, ne présente aucun trouble : Pas de palpitations, pas de souffles.

La malade fut de suite traitée par les bains sulfureux et le nitrate d'argent.

Un nouvel examen de la malade, fait treize jours plus tard (24 juillet), ne permit de constater dans son état que de légères modifications.

Elle accusa des douleurs térébrantes très vives au niveau de la nuque. Les douleurs fulgurantes des membres sont remplacées par une sensation analogue à celle que la malade éprouverait si elle était plongée dans l'eau froide.

Par contre, l'incoordination s'est accentuée, surtout aux membres supérieurs. Il est impossible à la malade de dénouer, les yeux fermés, les cordons de sa chemise. Même, quand les yeux sont ouverts, elle éprouve une grande difficulté.

La sensibilité a diminné aussi dans les membres supérieurs. Elle ne paraît guère conservée qu'à la face.

Aux membres inférieurs, l'incoordination est toujours aussi accentuée, mais le reflexe plantaire qui était conservé a disparu.

La peau a conservé la coloration normale ; on observe pourtant quelques troubles vaso-moteurs. Si on fait une piqûre, il survient en ce point un gonflement œdémateux. Il ne s'écoule pas de sang. Si l'on trace avec la pointe d'une épingle un sillon sur la peau, la rougeur ne se produit que longtemps après. Elle fait bientôt place à un gonflement œdémateux.

La force musculaire est encore à peu près intacte. Il est impossible de fléchir la jambe de la malade si elle s'y oppose.

La station debout est impossible par suite du défaut d'équilibre, même quand les yeux sont ouverts.

La vue s'est un peu obscurcie.

Dans un nouvel examen, pratiqué le 3 janvier, l'état de la malade est encore trouvé aggravé.

L'incoordination est complète. A ce moment aussi se montrent les troubles gastriques. Il n'y a pourtant pas de vomissements, mais un certain état nauséeux. A la région de l'épigastre, la malade a une sensation vive de brûlure.

Les douleurs fulgurantes se font sentir dans tout le corps.

Le 13 mai, l'état de la malade est toujours le même. Les symptômes ont persisté et se sont même accentués. Les forces, qui étaient bonnes, diminuent.

Les vomissements se sont produits et reviennent fréquemment.

Les lipothymies surviennent de temps à autre. Dans l'intervalle la malade est oppressée. Son cœur est cependant normal.

L'incontinence des matières est complète.

Les forces (21 juin) vont en diminuant de plus en plus et la malade meurt.

Autopsie. — Les téguments sont amincis surtout dans les membres inférieurs ; tendance à la desquamation épithéliale (état ichtiosique peu accentué).

Le cœur ne présente pas de lésions valvulaires franches, mais un peu d'induration et un léger degré d'hypertrophie du côté du ventricule gauche. En outre, on constate une dilatation marquée de la crosse de l'aorte avec épaississement de l'endartère. Cet épaississement présente un caractère assez particulier ; ce sont de petites saillies mamelonnées régulières, de coloration jaune pâle ; ces petites saillies, tout à fait confluentes, sont fermées par un tissu résistant, souple et n'offrant aucune tendance ni à l'ulcération, ni à la calcification.

Cavité abdominale : rien de particulier.

Reins sains.

Estomac : un peu dilaté, avec une muqueuse ardoisée par places et quelque peu épaissie.

Les ganglions du plexus solaire ont paru un peu gros et indurés.

Cavité cranienne : Rien à noter dans l'encéphale, méninges saines, artères en bon état. Dans le nerf optique et aux nerfs moteurs, il n'y a aucune trace de lésion.

Le trijumeau paraît un peu grisâtre du côté droit.

Quant à la moëlle épinière, elle présente, dans toute *sa longueur*, tout les caractères anatomiques d'une sclérose postérieure bien confirmée, avec atrophie des racines postérieures et production d'un peu de méningite.

Examen des nerfs cutanés. — Les nerfs cutanés ont été examinés comparativement des deux côtés, soit dans les troncs proprement dits, soit au niveau des points où les plus petits troncs pénètrent dans le derme.

Les troncs ont été trouvés intacts, sauf l'existence de quelques petites granulations dans la gaîne de myéline. C'est seulement au niveau des ramuscules dermiques, qu'après durcissement dans l'acide osmique à 2 0/0, on a constaté, en quelques points, la segmentation de la myéline et l'accumulation d'éléments miliaires, en petit nombre, d'ailleurs, 3 ou 4 au plus, dans la gaîne de Schwann des segments annulaires les plus atteints.

En outre, en d'autres points, on trouvait à côté de gaînes vides une quantité considérable de tubes nerveux extrêmement fins, à segments annulaires très courts, présentant en un mot tous les caractères de tubes nerveux néo-formés.

En outre, d'une manière générale, il n'existe aucune trace d'épaississement ou d'inflammation du tissu conjonctif inter-tubulaire.

OBSERVATION II

Recueillie dans le service de M. le professeur Teissier, à l'hospice du Perron.

Ataxie locomotrice : syphilis bénigne. — Au début , diarrhée incoercible, puis douleurs passagères dans le gros orteil du côté gauche. — Anesthésie plantaire. — Granulations tubercu-leuses. — Mort de cachexie tuberculeuse.

F... (Pierre), 40 ans, employé de commerce.

Le père du malade est mort à 67 ans, d'une maladie intesti-nale ; la mère a succombé aux suites d'une affection organique du cœur.

Il n'a eu qu'un frère, mort en bas âge, d'une affection indéter-minée.

Cet homme, d'une constitution robuste avant son affection, était d'un tempérament nerveux et impressionnable. Il ne s'est jamais livré à l'onanisme, mais depuis l'âge de 16 à 17 ans, il a fait de nombreux excès vénériens : le coït debout était pour lui chose habituelle.

Pendant son service militaire, le malade a eu un chancre in-duré qui aurait été rapidement guéri, sous l'influence du traite-ment iodo-mercurique et n'aurait jamais été suivi d'accidents secondaires.

Depuis, le malade s'est marié et a eu deux filles : la première, âgée de 12 ans, est d'une santé débile ; la seconde est morte à quatre ans, d'un transport au cerveau.

Cet homme a fait aussi quelques écarts alcooliques ; pendant qu'il était représentant de commerce, il avait l'habitude de boire

des petits verres avec ses clients. Il n'a jamais eu de rhuma-
tismes.

Le début de l'affection remonte à quatre années environ. Cependant depuis quelque temps, le malade se plaignait d'une
diarrhée survenant immédiatement après le repas. A peine avait-
il mangé, qu'il était obligé d'aller à la selle. Cette infirmité l'in-
commodait tellement, qu'il redoutait l'approche des repas et en
reculait volontiers l'instant. Mais le premier symptôme, vraiment
caractéristique, observé par le malade lui-même, ce sont des
douleurs passagères dans le gros orteil, douleurs qui ne tardè-
rent pas à se propager à la jambe, puis à la cuisse du même
côté.

A ce moment déjà, le malade avait de l'anesthésie plantaire
du côté gauche.

Les douleurs fulgurantes n'ont jamais été continues, mais
bientôt elles reviennent plus fréquentes sous forme d'accès et
envahissent tous les membres. Le bras droit a été pris le dernier : le malade est incapable d'écrire depuis un an et demi.

La marche devient peu à peu impraticable, impossible même,
dès que le malade est privé de la lumière. Quand il peut s'aider
de la vue il s'avance péniblement en projetant ses jambes en
avant ; mais s'il doit faire des mouvements un peu compliqués,
descendre des escaliers, par exemple, il éprouve la plus grande
difficulté.

Ces symptômes, d'abord peu accentués, ont augmenté pre-
gressivement et, depuis dix mois, la marche ne peut plus
s'effectuer. A cette époque, juillet 1883, le malade entre à l'hôpital de la Croix-Rousse, où il a fait un séjour assez long, sans
subir de traitement spécial.

Le 21 mai 1884, le malade entre à l'hospice du Perron et présente les symptômes suivants : la marche est complètement
impossible, le malade ne peut mesurer ni la force ni l'étendne de
ses mouvements et même ses jambes sont en partie atrophiées.

Pour les membres supérieurs, l'incoordination motrice est
aussi manifeste. Non seulement le malade ne peut pas écrire,
mais si on lui ferme les yeux, il n'arrive qu'avec la plus grande
difficulté à toucher avec son index le bout de son nez. Les bras
aussi sont atrophiés et leur puissance musculaire, essayée au

dynamomètre, donne 35 kil. pour le côté droit, et 15 kil. seulement pour le côté gauche.

Quant à la sensibilité cutanée, elle est considérablement diminuée dans les quatre membres également. Au bras et à la jambe, il faut une piqûre assez forte pour qu'elle soit sentie ; mais c'est surtout à la main et au poignet que l'anesthésie est marquée. Dans ces dernières régions, une piqûre n'est perçue que si elle est assez profonde pour amener l'apparition d'une gouttelette de sang et encore est-elle perçue avec un retard manifeste de plusieurs secondes.

La perception des sensations de froid et de chaud est au contraire exagérée et s'effectue sans retard appréciable.

Les troubles de la vue ont commencé depuis huit mois et aujourd'hui le malade ne peut plus lire. L'œil droit est le plus gravement atteint ; les deux papilles sont égales mais dilatées.

A l'examen ophtalmoscopique, on constate que les papilles sont bien limitées et colorées en rose ; les vaisseaux peuvent se suivre très nettement jusqu'à leur centre. Du côté gauche, la partie centrale de la papille est d'un blanc nacré.

Les autres sens spéciaux ne présentent aucune altération.

L'auscultation ne révèle du cœur aucun bruit anormal.

Au poumon, en arrière et dans les deux sommets, on entend des craquements et des râles sous-crépitants fins. Les mêmes signes sont perçus en avant et au sommet gauche. Dans les fosses sus-épineuses on trouve de la submatité. Outre cela, le malade tousse fréquemment et expectore des crachats peu abondants, mais muqueux et légèrement purulents. Leur examen microscopique montre nettement que ce sont des crachats tuberculeux.

Pas de sueurs profuses : au dire du malade, toute transpiration aurait été arrêtée dès le début de l'affection.

Du côté des organes génito-urinaires, on a aussi à noter quelques troubles, tels que légère incontinence d'urine, pollutions nocturnes avec sensation pénible de déchirement.

AUTOPSIE. — *Moëlle* : Atrophie notable après l'enlèvement de la dure-mère qui ne présente rien de particulier à l'œil nu ; la pie-mère offre des plaques scléreuses nombreuses et d'étendue variable dans toute la longueur de la moëlle et vers la partie postérieure. De plus, elle envoie des travées scléreuses dans les cordons postérieurs, dans l'espace interradiculaire en forme de coins à base postérieure, et qui pénètrent jusqu'au centre de la moëlle.

Rein gauche, 150 ; *rein* droit, 140. —

Les deux reins sont pâles et décolorés. La substance corticale est intacte. Les pyramides sont blanches, fibreuses et atrophiées, les deux capsules non adhérentes.

Cœur, 295 gr.

Cœur droit : Valvules tricuspides saines et suffisantes ; valvules pulmonaires saines aussi.

Cœur gauche : Rien à noter à propos des valvules aortiques et mitrales. Plaques d'athérome sur la convexité de l'aorte.

Muscle cardiaque : sain.

Rate : de petit volume et normale.

Foie : normal, mais gros.

Poumons : Les deux sont farcis de granulations grises et suppurées. Enorme caverne au sommet gauche.

EXAMEN DES NERFS CUTANÉS — Cet examen a été pratiqué sur des pièces fraîches, dilacérées dans le picrocarminate d'ammoniaque. Il a porté, en grande partie, sur les petits troncs cutanés au moment où ils pénètrent dans le derme.

Toutes ces préparations ont donné les résultats les plus concordants en permettant de constater l'existence d'une névrite parenchymateuse franche à processus très aigu. Non seulement la myéline était segmentée, le cylindre-axe coupé, mais l'intérieur de la gaîne de Schwann renfermait des éléments nucléaires très nombreux.

En outre, il était facile de constater un certain degré d'irritation des éléments conjonctifs péritubulaires.

Cet examen a été confirmé par d'autres faits ultérieurement sur des nerfs préparés par l'acide osmique et colorés par le picro-carmin.

De plus, un des troncs cutanés dilacéré dans son entier, n'a montré aucune trace d'altération.

CHAPITRE III

Considérations thérapeutiques

M. le Dr Pierret, avec son obligeance bien connue, nous a communiqué
les lignes suivantes sur le traitement du tabes.

S'il est une maladie qui semble défier les efforts des
praticiens, c'est bien le tabes sensitif, ataxie locomotrice de Duchêne.

Les données étiologiques, celles surtout qui résultent
du grand nombre d'observations publiées, dans lesquelles
la syphilis jouait ou semblait jouer un rôle prédominant,
n'ont pas fait faire d'aussi grands progrès thérapeutiques qu'on aurait pu le croire au premier abord. S'il est
parfaitement vrai que le tabes nait et se développe faci-
lement dans un organisme en quelque sorte préparé par
l'infection spécifique, il est non moins certain que le traitement spécifique ne donne que des satisfactions bien
minces

Ce n'est donc pas sans un certain étonnement que l'on
voit de nombreux tabétiques syphilitiques trouver, sinon
la guérison, du moins un soulagement fréquent, dans
des pratiques thérapeutiques qui ne visent nullement la
syphilis.

Dans nombre de cas, quelques centaines, il est parfaitement démontré que le traitement spécifique le plus énergique n'a donné aucun résultat sérieux chez des malades syphilitiques avérés.

Pourtant les mêmes tabétiques bénéficieront souvent de procédés thérapeutiques divers, qui sont presque tous fondés sur ce fait, d'ailleurs indiscutable, que le tabes n'est pas une névrose, comme le croyait Trousseau, mais une myélite systématique, bornée le plus souvent aux dépendances du système nerveux centripète. De là toute la série des révulsifs variés, appliqués un peu au hasard le long de la colonne vertébrale, dans l'espoir, souvent vrai, d'arrêter l'évolution d'une myélite.

Ces moyens ne sont pas à condamner, car leur emploi méthodique est assez souvent suivi de quelques améliorations. Les douleurs en ceinture deviennent moins vives; les troubles des sphincters sont amendés, les diarrhées même très tenaces sont arrêtées.

D'autres moyens, tels que l'application des courants continus le long du rachis ont quelquefois fait disparaître certaines parésies, donné du ton aux muscles atteints

Il est certain que, considérés à ce point de vue, et en tenant compte de la grande fréquence des troubles de nutrition observés pendant le tabes, soit dans les muscles, soit dans les os, les courants continus dits de nutrition, peuvent faire dans le cas particulier de sclérose postérieure autant d'effet que dans les autres formes de myélite dystrophique.

Toutefois, employés chez des sujets irritables, en proie à de vives douleurs et sans précautions, les courants continus sont assez mal supportés.

Les procédés thérapeutiques fondés sur l'emploi de substances médicamenteuses se sont peu à peu réduits à un seul : le nitrate d'argent.Ce médicament, décrié par les uns, prôné par les autres, donne assez souvent lieu à une amélioration notable et paraît agir sur les phénomènes douloureux qui s'amendent souvent pour longtemps.

Nous reviendrons sur ce point.

Constatons que jusqu'à présent la thérapeutique du tabes est livrée au hasard.

Pourtant, ne serait-il pas possible d'attaquer, au moins par un point, cette sclérose, si bien retranchée dans son canal vertébral ? Il nous semble que oui, et cela surtout depuis que nous avons reconnu la fréquence de la curabilité des névrites cutanées périphériques.

Il est aujourd'hui certain que le tabes comporte souvent l'existence de deux foyers d'irritation, l'un central (zones radiculaires), l'autre périphérique (plexus sensitifs terminaux). Or, si la moëlle est difficile à atteindre, il n'en est pas de même du foyer cutané ; et, s'il était démontré que les troubles fonctionnels des nerfs sensitifs, périphériques, cutanés ou musculaires (nerfs du sens musculaires) jouent un rôle dans la production du tabes, on serait en mesure de pouvoir attaquer la maladie au moins dans ses avant-postes.

A cet égard, il n'est jamais sans intérêt de tenir compte, sans exagérer son importance toutefois, de l'instinct des malades qui les pousse à se frotter, frictionner, masser les points de la peau que les douleurs fulgurantes fréquentent le plus volontiers.En dépit des assertions contraires, il y a des zônes cutanées où se rencontrent des nappes d'anesthésie douloureuse, où viennent par instant éclater comme des bulles les douleurs fulgurantes vraies. Ces nappes ont une certaine fixité et les malades en connaissent assez bien la place ; ils appellent même l'attention sur elles et demandent à les couvrir de topiques quelconques. C'est là le foyer périphérique du tabes, foyer accessible à nos soins.

L'ancienne thérapeutique, trop oubliée, poursuivait ces douleurs fulgurantes ou persistantes par l'application de vésicatoires, d'onguents rubéfiants. On appliquait la teinture d'iode sur les zônes douloureuses et anesthésiées tout à la fois, et cela sous quelque apparence de succès. Il nous semble qu'il y a là une sorte d'avenir pour la thérapeutique du tabes. Poursuivre la cure de ces névrites périphériques, qui sont susceptibles de l'être, comme le démontre notre dernière observation.

Nous avons déjà avec succès employé, dans ce but, les applications légères et réitérées de teinture d'iode, les frictions, les massages, et nous rappellerons que nous avons vu, dans son service, le professeur Vulpian, rappeler temporairement la sensiblité par l'application du pinceau électrique.

Attirons surtout l'attention sur l'action des eaux de la Malou : leur utilité dans les diverses formes du tabes n'est plus douteuse. Il n'est pas douteux non plus que ces eaux aient sur le tégument une action toute particulière. Cette action est d'autant plus intéressante à noter qu'un des effets physiologiques curieux des bains et des douches d'eaux minérales de la Malou consiste dans leur propriété singulière de déterminer quelquefois, outre des picotements, une rubéfaction générale de la peau suivie souvent de l'exfoliation de l'épiderme, qui se détache par plaques assez larges, ce qui fait faire peau neuve aux baigneurs.

. N'est-ce pas là la marque d'une irritation modérée du tégument, telle qu'un médecin voudrait la produire pour arriver soit à éteindre la névrite périphérique sous-dermique, soit à activer la production de nouveaux tubes nerveux.

Ce sont encore là des hypothèses ; mais quand il s'agit d'une maladie aussi tenace et aussi dangereuse que le tabes sensitif, les hypothèses qui conduisent à une théra-peutique sont absolument respectables.

INDEX BIBLIOGRAPHIQUE

Alix JOFFROY, Du pied-bot tabétique. *Bulletins et Mémoires de la Société médicale des hôpitaux de Paris*, séances des 12 novembre et 8 décembre 1885, p. 345 et 446.

BOURDON, Etude clinique et histologique sur l'ataxie locomotrice. *Archives générales de médecine*, novembre 1861.

CHARCOT, Altération de la substance grise, etc. *Société de Biologie*, 2 avril 1871, et *Mouvement Médical*, n° 14, 1872.

CHARCOT et JOFFROY, Note sur une lésion de la substance grise de la moëlle épinière observée, etc. *Archives de physiologie*, 1870, p. 306.

DÉJERINE, Sur l'existence d'altérations des nerfs cutanés chez les ataxiques et sur le rôle que jouent ces altérations dans la production des troubles de la sensibilité, etc. *Société de Biologie*, 1884, p. 114.

— Des altérations des nerfs cutanés, etc. *Archives de physiologie normale et pathologique*, 3° série, t. II, 1883, p. 72.

— De la variabilité des névrites cutanées, etc. *Société de Biologie,* séance du 4 juin 1884, p. 405.

— Sur l'existence d'altérations, etc. *Société de Biologie*, 18 octobre 1884, p. 569.

DEMANGE, Chûte spontanée des dents, crises gastriques et laryngées chez les ataxiques ; lésions anatomiques. *Revue de Médecine*, 1882, p. 247.

FRIEDREICH, Ueber degenerative Atrophie der Spinalem Hinterstränge. *Virchow's Archiv. für pathologische anatomie und phisiologie*, XXVI Bd, 1863, p. 391 et 434.

P. GROCCO et R. FUSARI, Una terza contribuzione allo studio clinico ed anatomo-patologico della nevrite multipla primitiva. *Annali del universitate di Perugia*, anno I, 1885-86.

IGAKUSKI-HASIMÉ-SAKAKO, Ueber einen fall von tabes dorsalis mit degeneration der peripherem nervem. *Archiv für psychiatrie und Nervenkranckeiten*, XV Bd, 2 heft, 1884, p. 584.

MAROTTE, Observation d'ataxie locomotrice progressive, suivie d'autopsie. *Union Médicale*, 1862.

OPPEINHEIM, Beitrage zur pathologie der tabes. Berliner Gesellschaft für psychiatrie und Nervenkranckeiten. Sitzung von 10 mai 1885. Analyse in *Nevralogische Centralblatt*, V Bd, 1886, p. 255.

OULMONT, Développement par plaques de l'anesthésie tabétique. *Soc. de Biologie*, 17 février 1877.

PIERRET, Note communiquée à M. A. Robin et insérée dans sa thèse d'agrégation. Paris, 1880. Des troubles oculaires dans les maladies de l'encéphale, p. 327.

— Sur les altérations de la substance grise de la moëlle dans l'ataxie locomotrice. *Archives de physiologie normale et pathologique*, 1870, p. 599.

— Nouvelles recherches sur les névrites périphériques chez les tabétiques vrais. Comptes rendus de l'Académie des sciences, 1881. Nouvelle communication sur le même sujet à l'Académie des sciences, 28 juin 1886.

A. PITRES, Ataxie locomotrice progressive, etc. *Soc. d'anatomie et de physiologie de Bordeaux*, 1882, t. III, p. 56.

A. PITRES et L. VAILLARD, Contribution à l'étude des névrites périphériques non traumatiques. *Archives de Neurologie*, 1882.

RAYMOND et ARTAUD, Note sur un cas d'hémi-atrophie de la langue survenue dans le cœur d'un tabès dorsal. *Archives de physiologie normale et pathologique*, 3ᵉ série, t. III, p. 367, 1884.

STEINHEL, Beitrage zur veischichte und pathologie der tabes dorsalis. *Hufelaud's Journal*, 1884.

VALLIN, Des altérations trophiques des os maxillaires dans l'ataxie locomotrice. *Soc. médicale des hôpitaux de Paris*, séance du 11 juillet 1879.

WESTPHAL, Ueber combiniste (primare) Erkrankung der Rückenmarksstränge. *Archiv. für Psychiatrie und Nervenkranckeiten*, VIII Bd, 1878, p. 469, obs. I.

Lyon. — Imp. J. Gallet, rue de la Poulaillerie, 2.